Preparándome para ir al baño

Un libro para niños sobre el entrenamiento para dejar el pañal

Este libro pertenece a:

Escrito por Dr. Fei Zheng-Ward   Ilustrado por Moch. Fajar Shobaru

Traducido al español por Benjamin Sanabria Azurduy

Derechos de autor © 2025 Fei Zheng-Ward

Todos los derechos están reservados. Publicado por Fei Zheng-Ward, un sello de FZWbooks. Ninguna parte de este libro puede copiarse, reproducirse, grabarse, transmitirse o almacenarse por ningún medio o forma, electrónica o mecánica, sin obtener el permiso previo por escrito del propietario de los derechos de autor.

Identificadores: ISBN 979-8-89318-107-4 (libro electronico)
ISBN 979-8-89318-108-1 (libro de bolsillo)

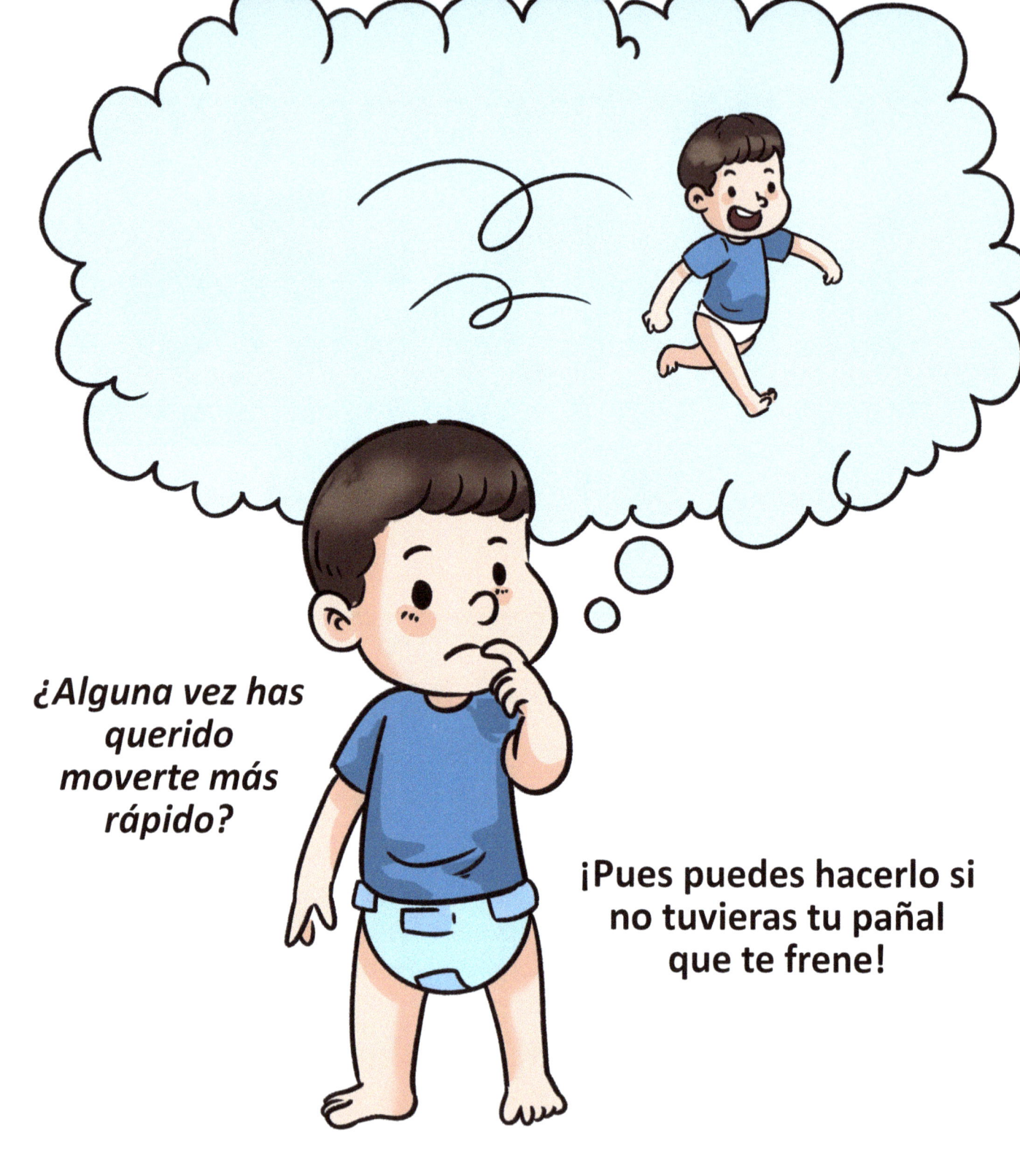

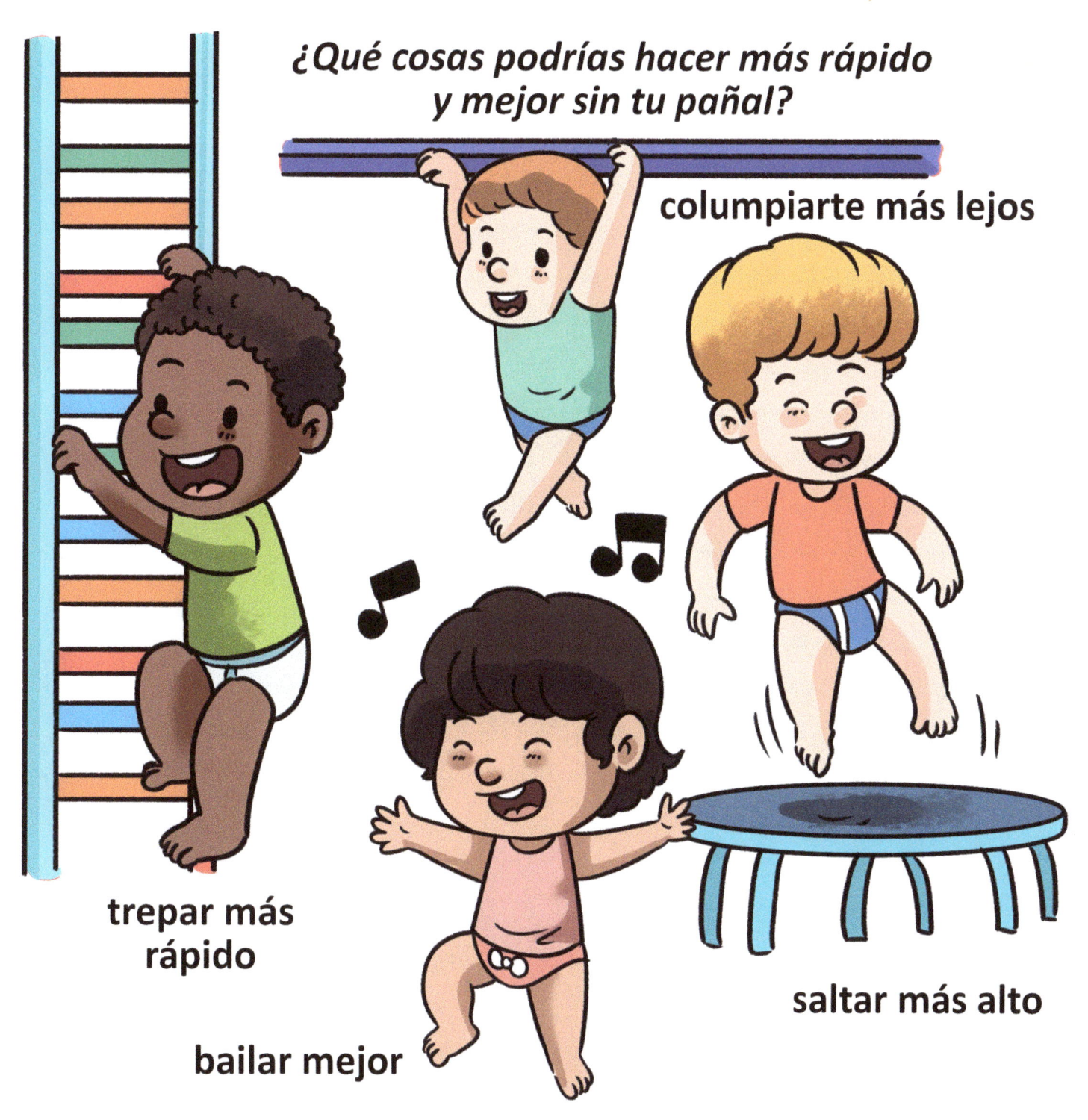

Los niños grandes ya usan el baño, pero todos empezaron a usar el orinal cuando tenían tu edad.

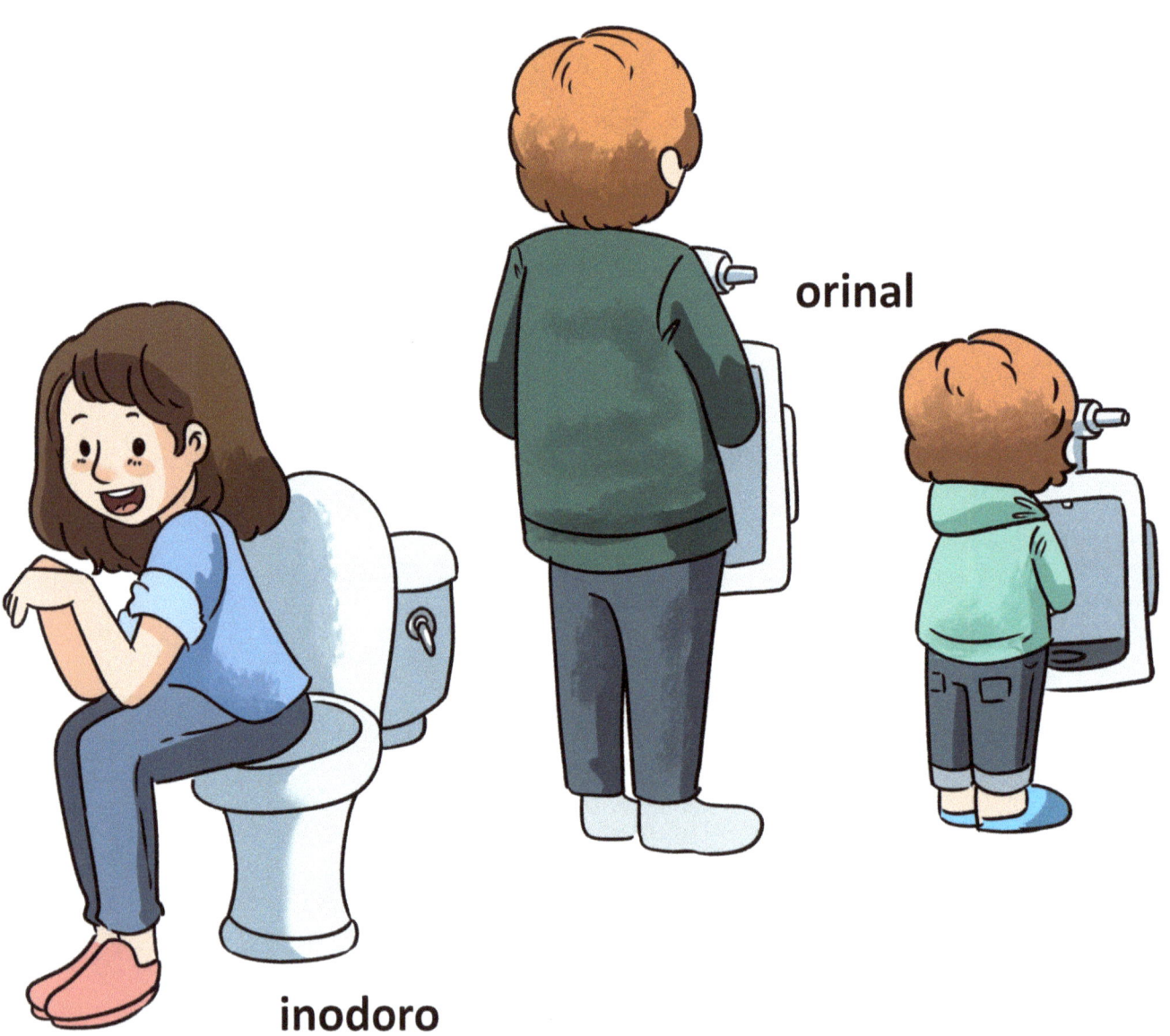

Es seguro usar el orinal y el baño, y puedes tomarte todo el tiempo que necesites.

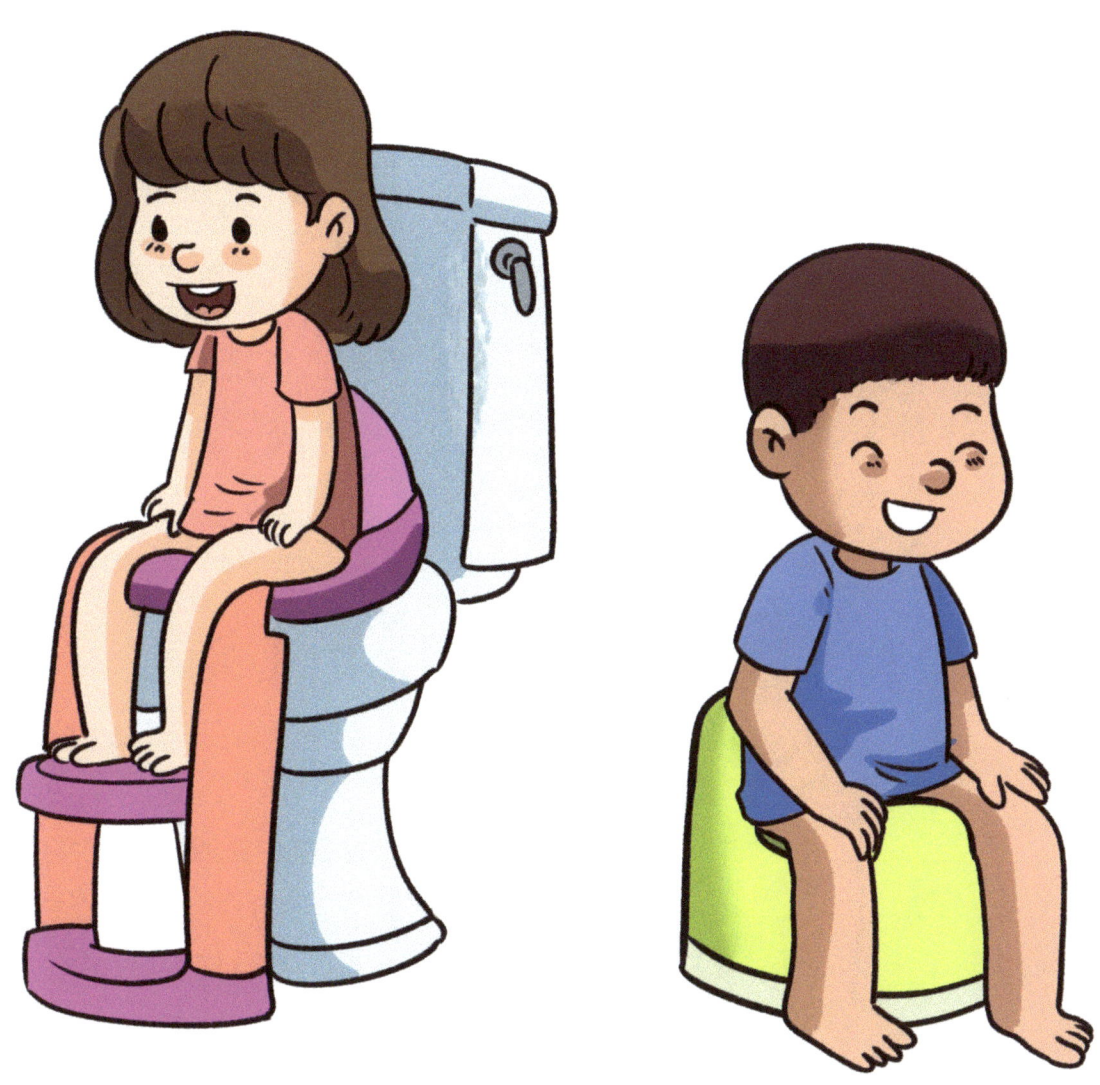

¿Cómo sabes que necesitas ir al baño?

¿Sientes dolor de panza o que tu panza está llena?

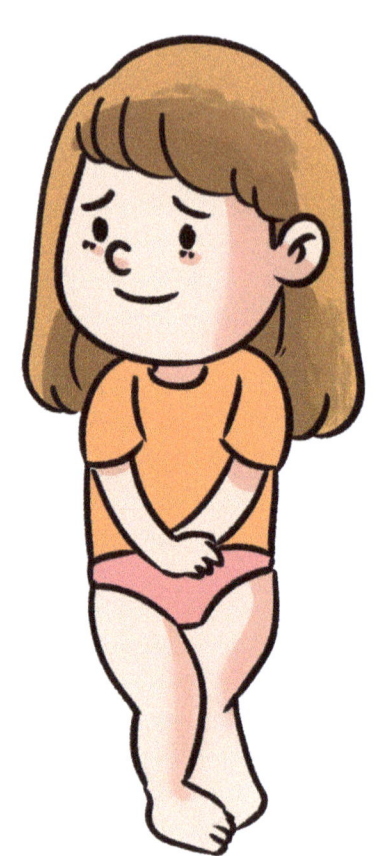

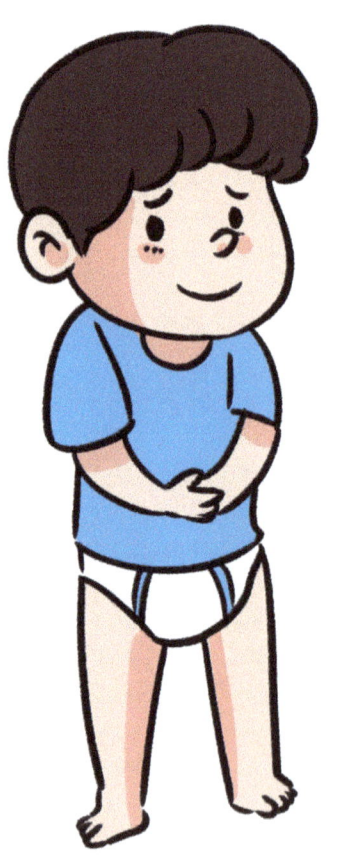

¿Cruzas las piernas y te agarras los pantalones?

¿Te escondes en tu lugar cómodo?

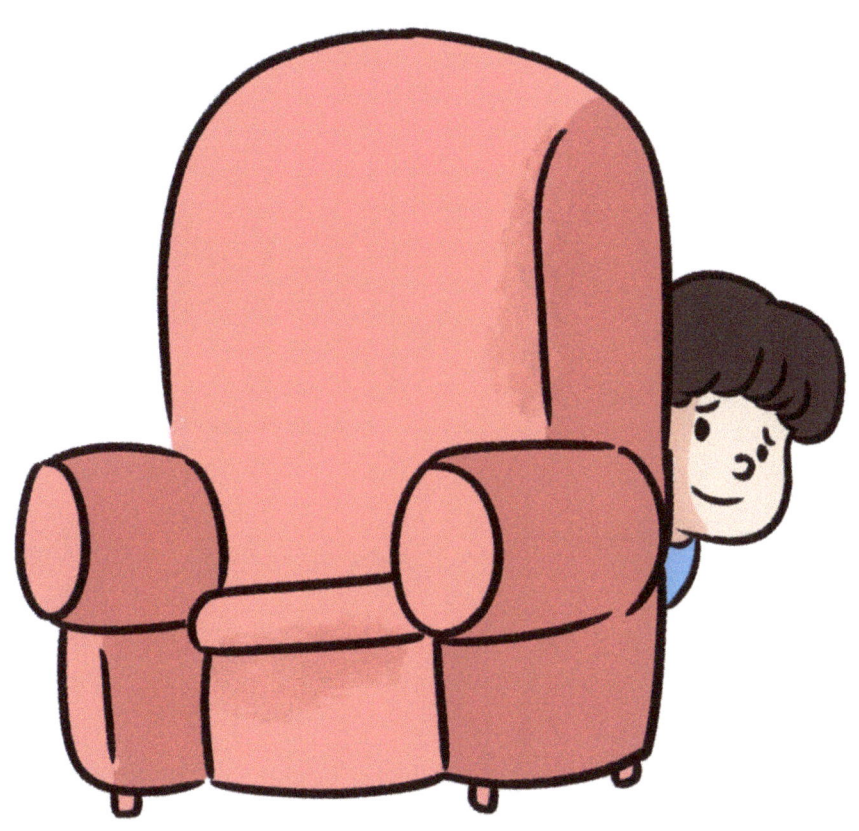

¿Has intentado usar el baño antes?

Encierra en un círculo tu respuesta:

____ SÍ   ____ NO

Cuando sientes la necesidad de ir al baño, *¿qué orinal usas?*

Marca el color de tu orinal abajo:

Verde   Amarillo   Azul

Rosa   Blanco

Otro:_____

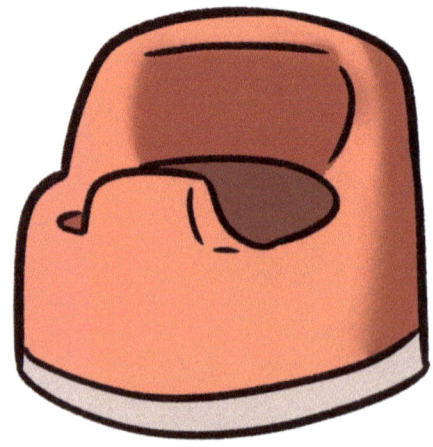

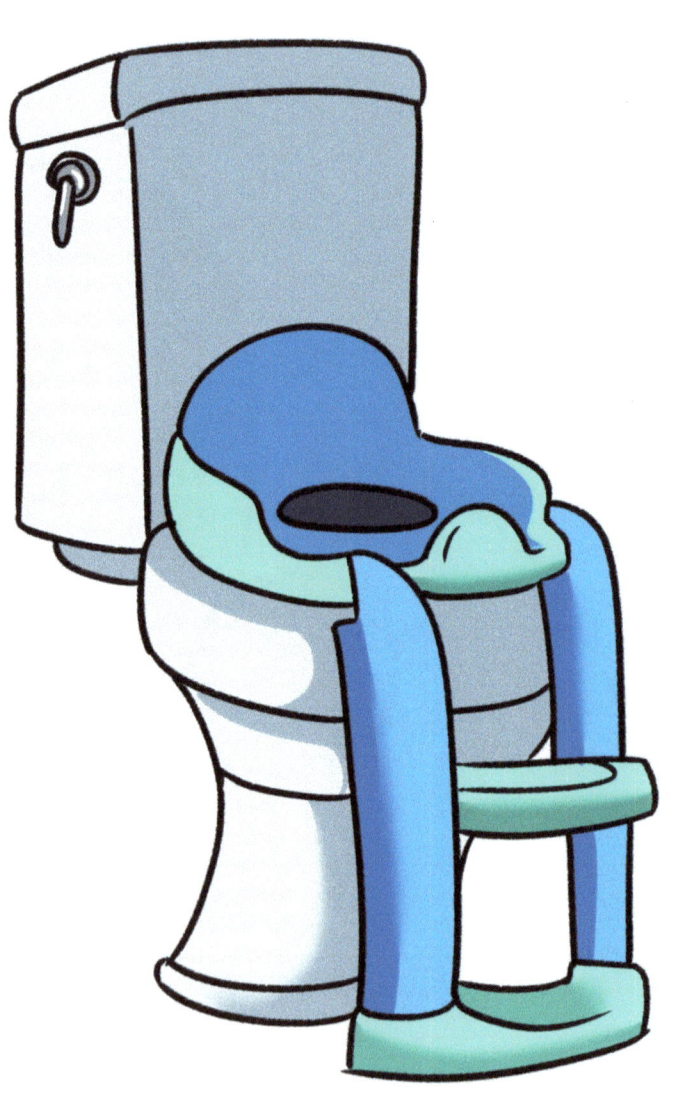

Póntete cómodo en tu orinal y ve si puedes ir.

Relájate y haz tu mejor esfuerzo.

Si no puedes ir de inmediato, está bien. Siempre puedes intentarlo más tarde.

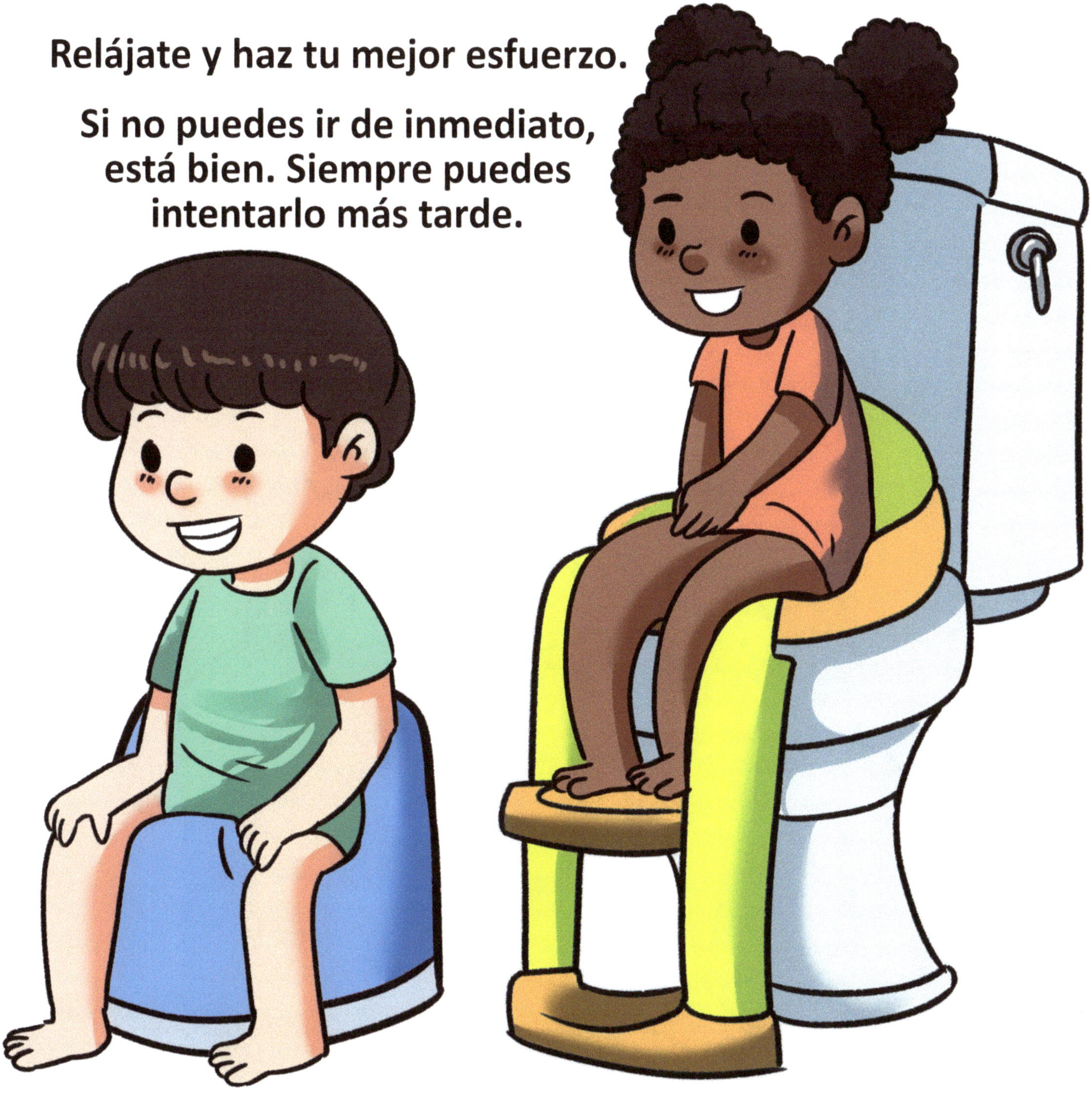

¿Tienes una canción para ir al baño que te gustaría cantar o un libro que te gustaría leer cuando estás en tu orinal?

Marca tu respuesta: Sí   o   No

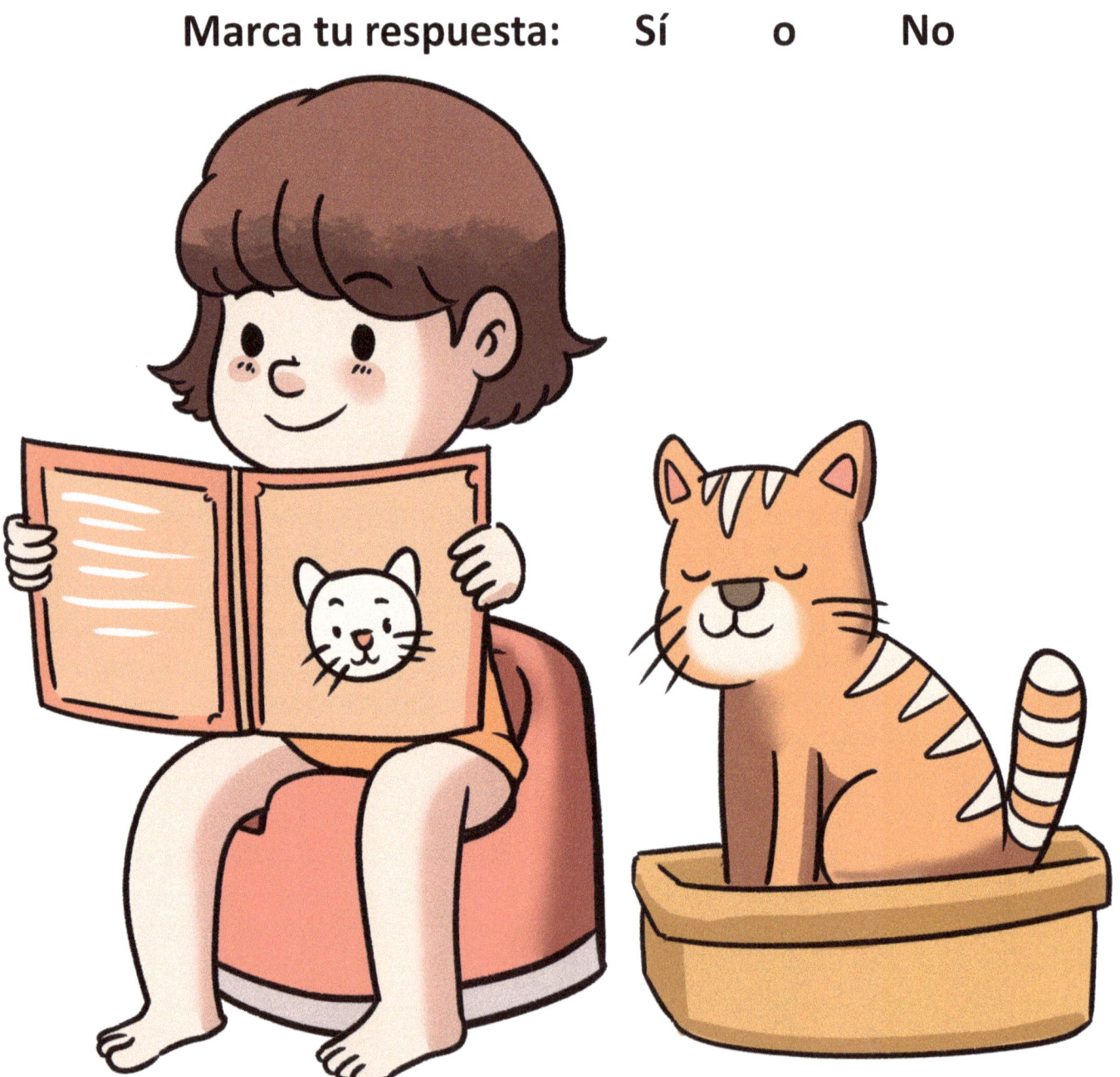

Probemos esta canción para ir al baño juntos:

Orinal, orinal, allá voy.
Pipí, pipí, ahí se va.
Pedito, pedito, ya terminé.

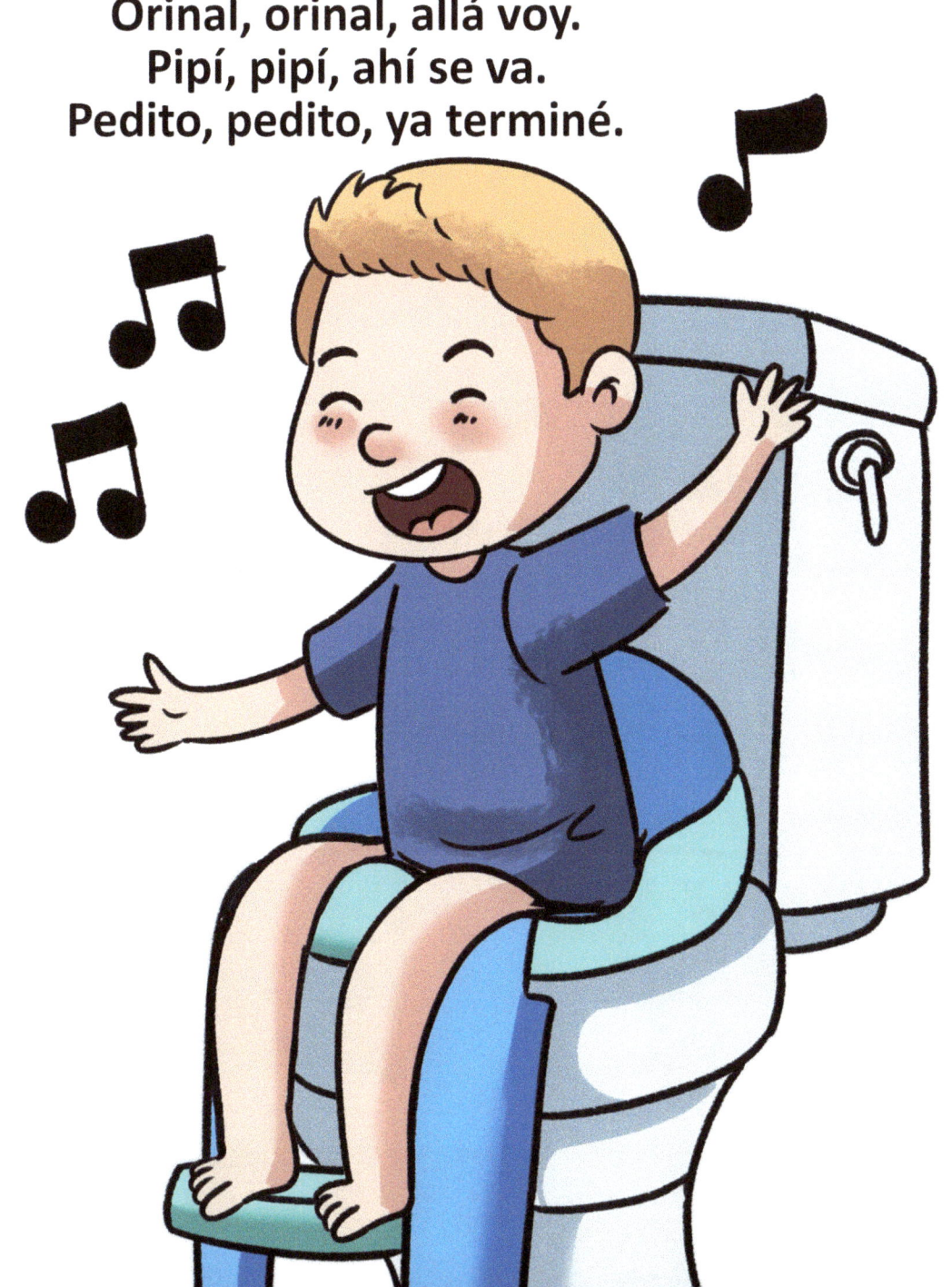

Si necesitas esperar e intentar de nuevo, relaja tu cuerpo.

¿Qué cosas puedes hacer para relajarte?

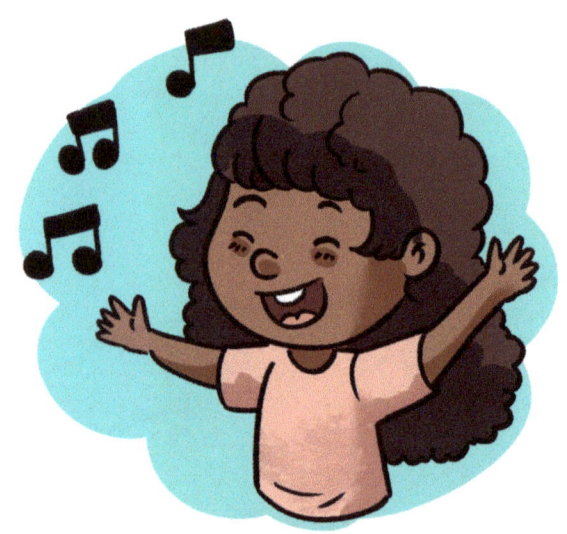
cantar una canción para ir al baño

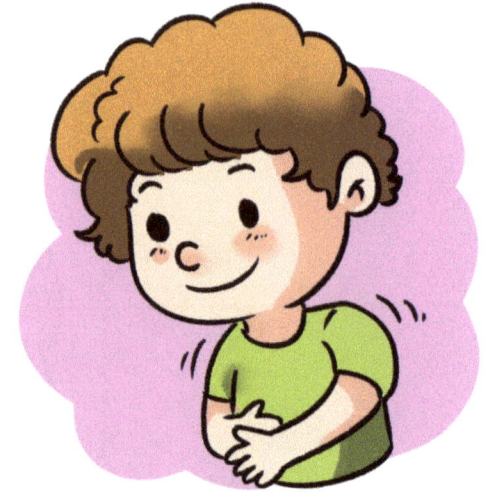
frotarte suavemente la pancita

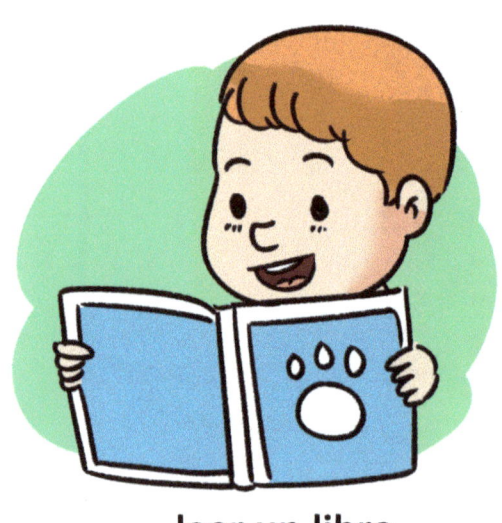
leer un libro

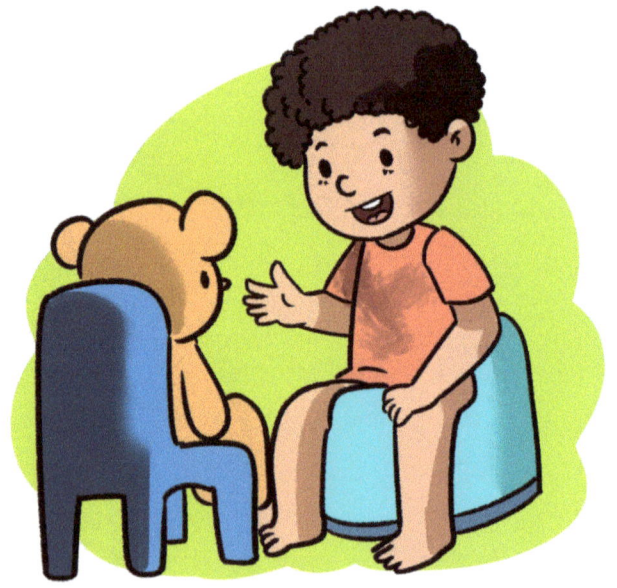
mostrarle a tu juguete favorito que estás usando el orinal

Además, comer más frutas y verduras y beber más agua puede ayudar a que tus popitos sean más suaves y salgan más fácilmente.

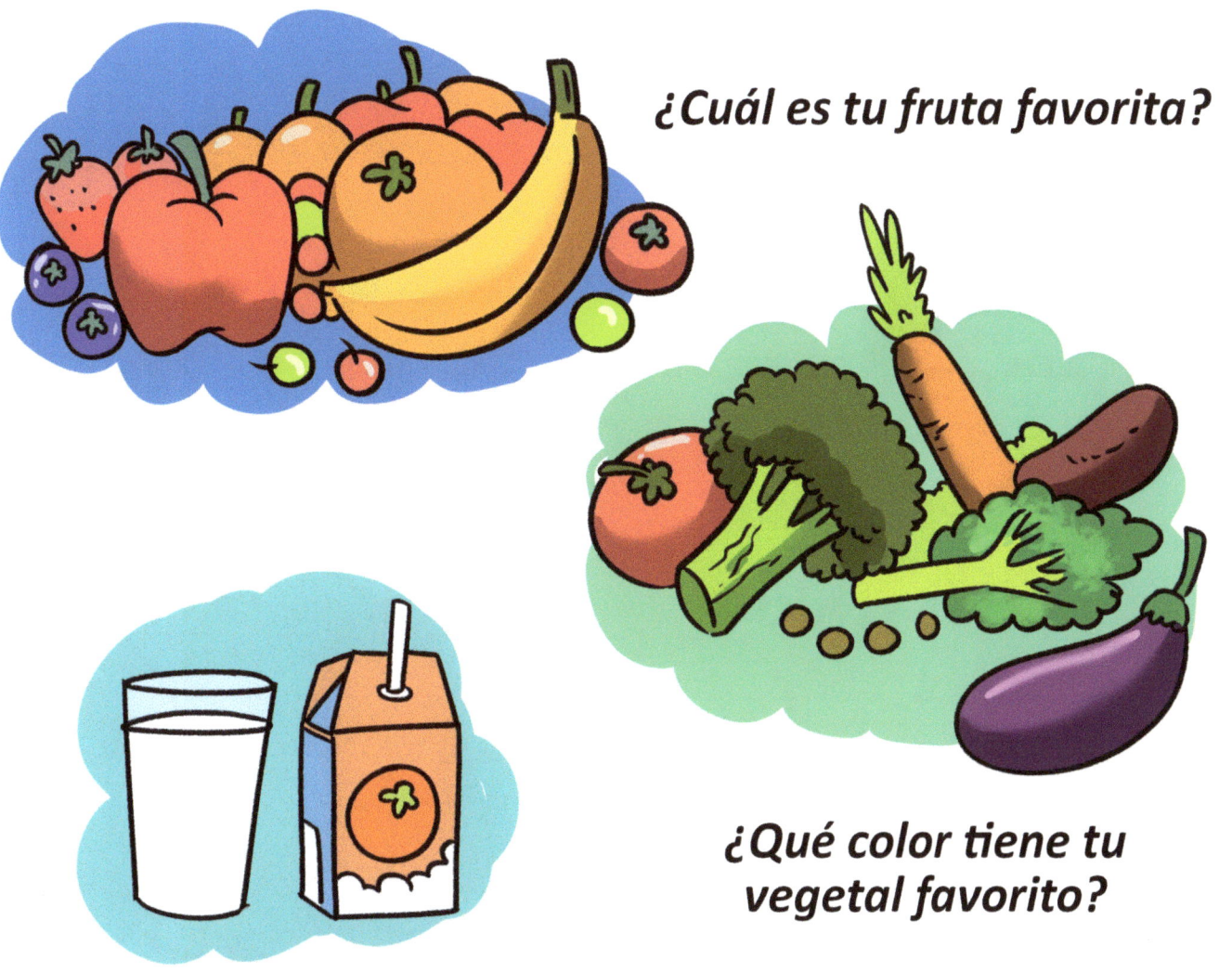

¿Cuál es tu fruta favorita?

¿Qué color tiene tu vegetal favorito?

¿Cuál es tu bebida favorita?

Puede que escuches diferentes sonidos que te dicen que ya lo hiciste.

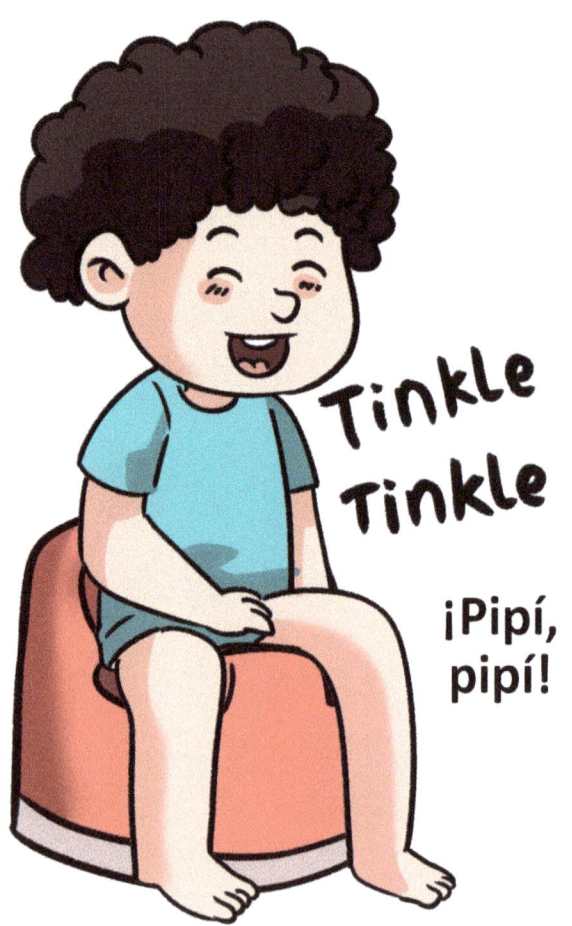

Tinkle Tinkle

¡Pipí, pipí!

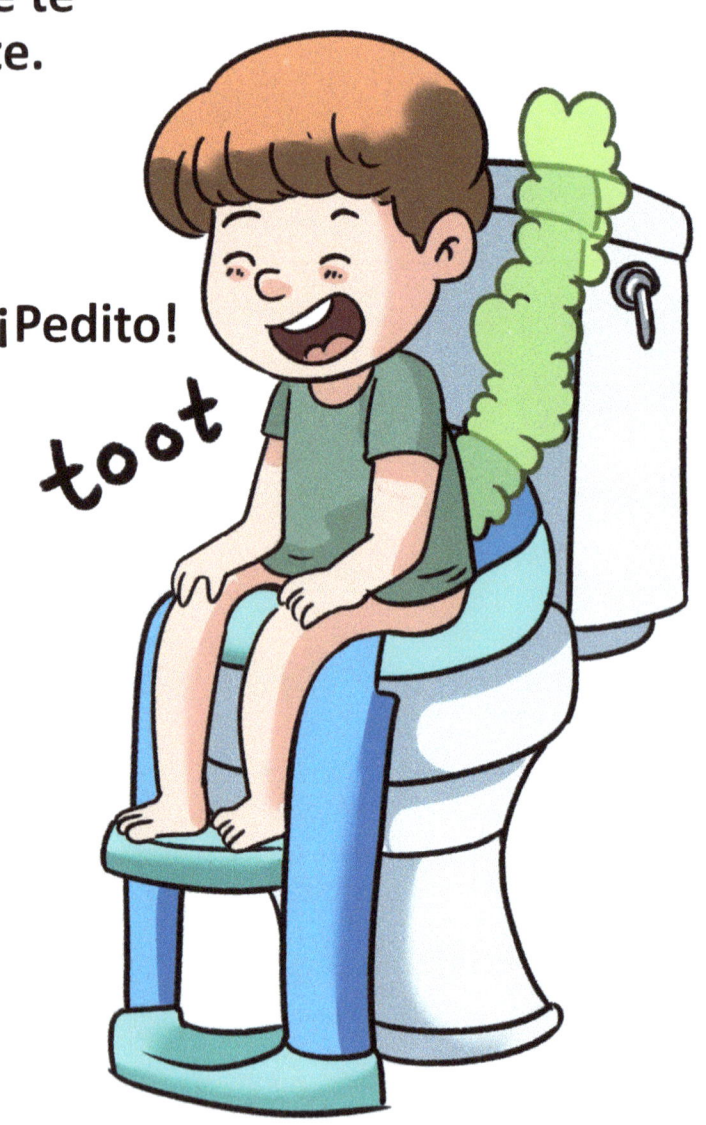

¡Pedito!

toot

Después de que termines de usar el orinal, recuerda limpiarte, tirar la cadena del baño (si estás usando uno) y lavar bien tus manos con jabón y agua.

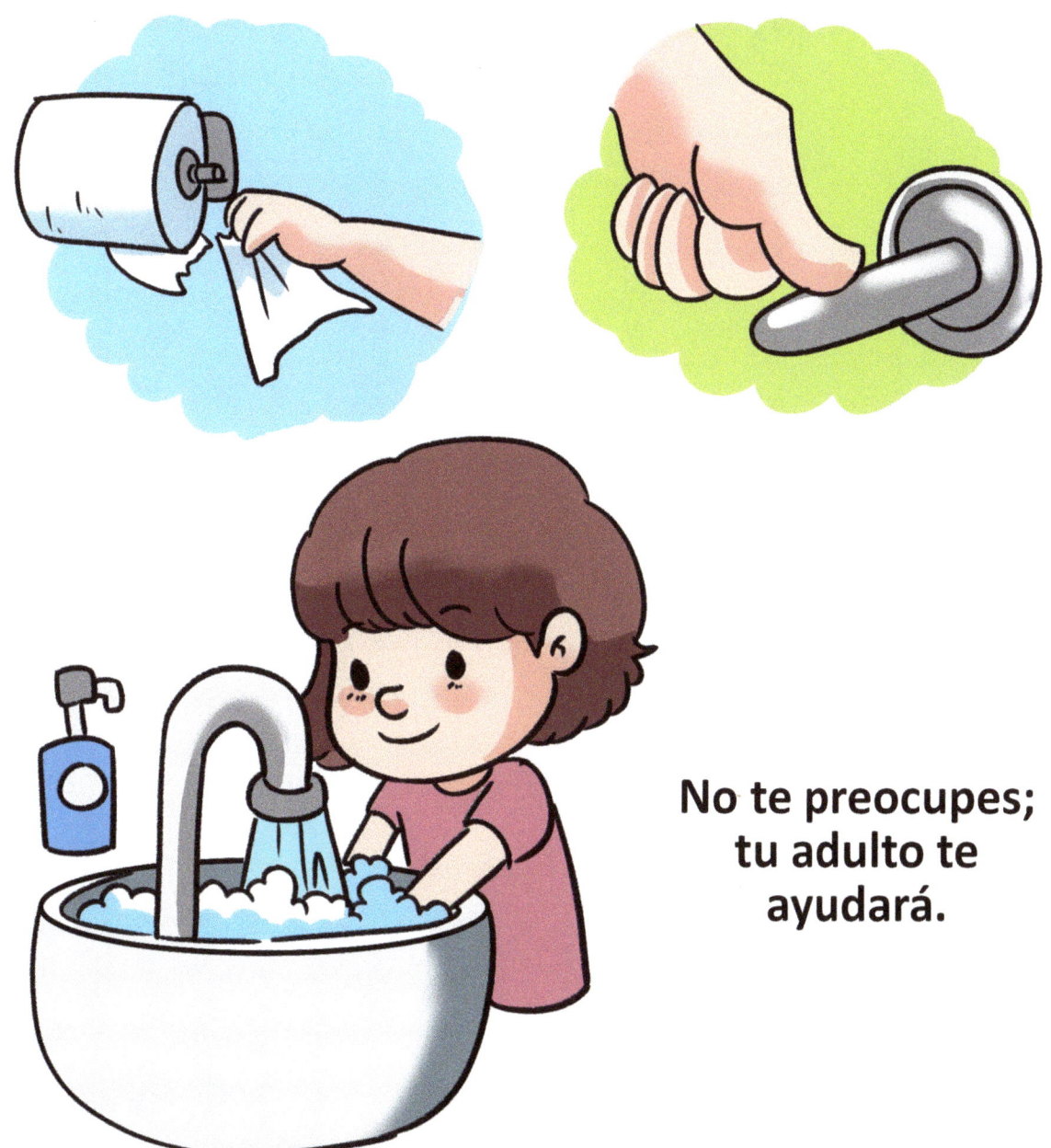

No te preocupes; tu adulto te ayudará.

Veamos los pasos en acción:

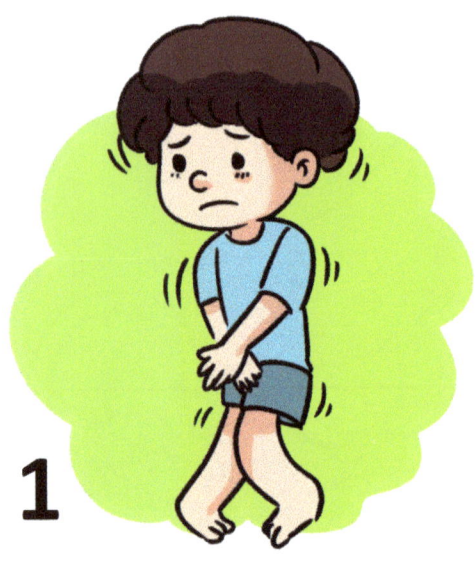

1 Cuando sientas que tienes que ir, ve a tu orinal.

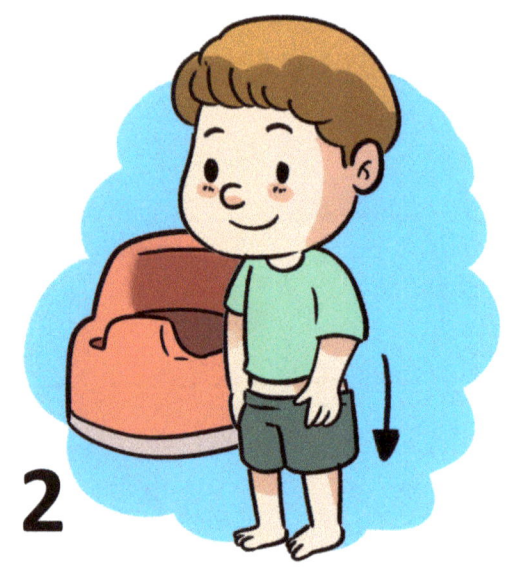

2 Baja tus pantalones.

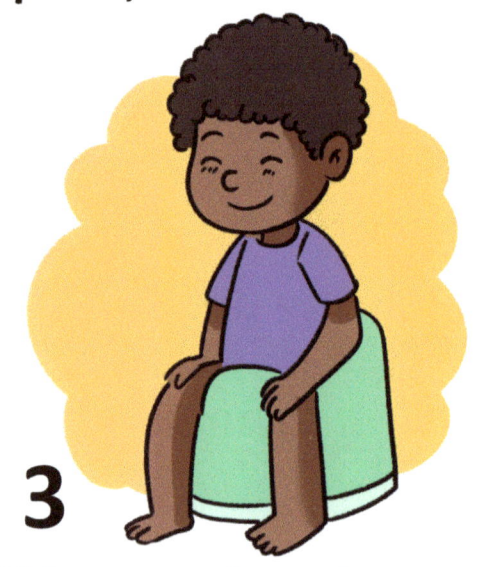

3 Siéntate cómodamente en tu orinal y haz lo tuyo.

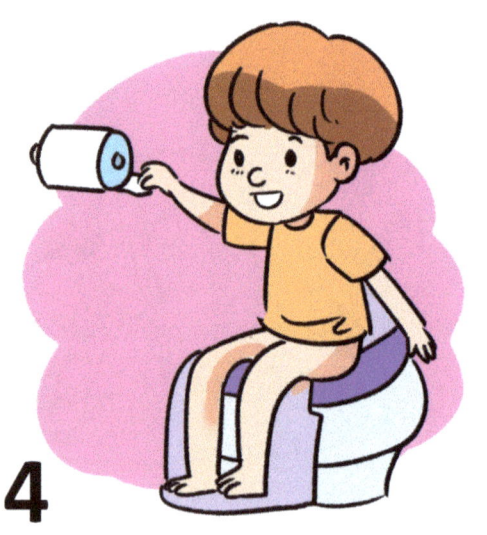

4 Cuando termines, límpiate.

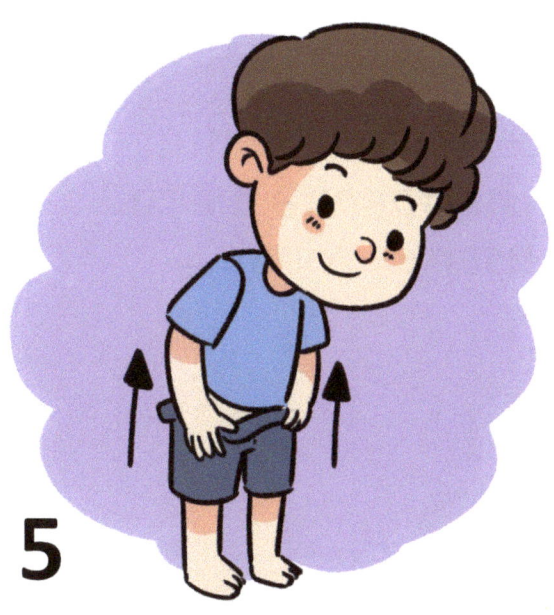

5
Sube tus pantalones.

Tira de la cadena del baño (si estás usando uno).

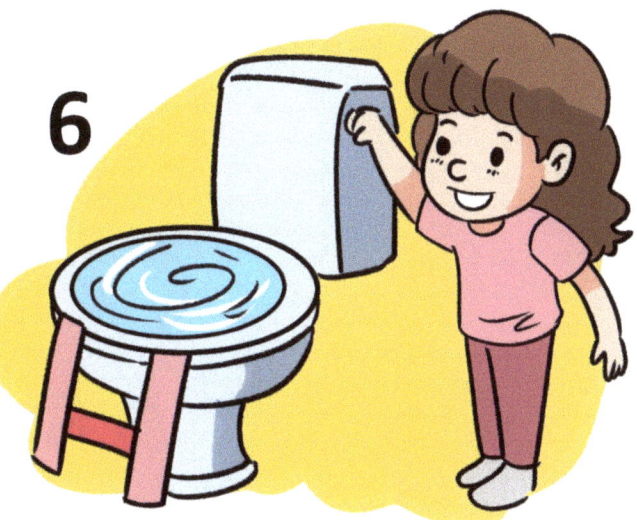

6

7

Lava y seca tus manos.

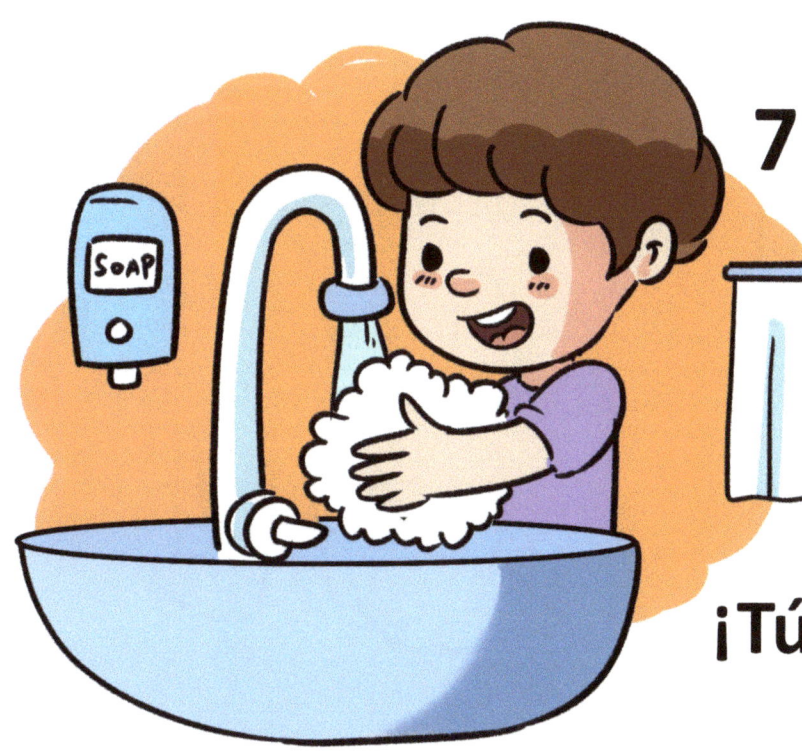

¡Tú puedes hacerlo!

Una vez que sepas los pasos, incluso podrás mostrarle a tu hermanito o hermanita o a tu juguete favorito cómo usar el orinal.

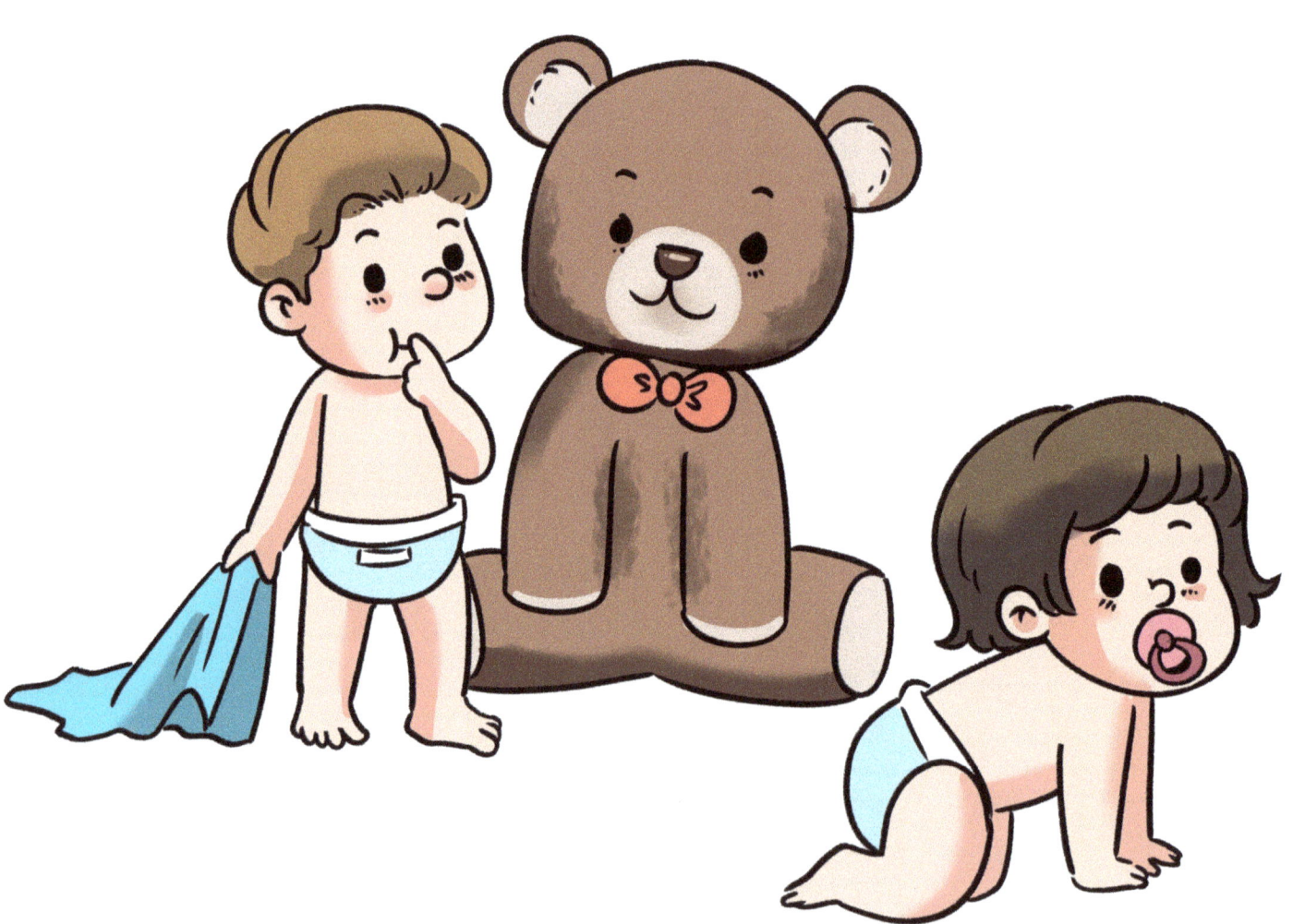

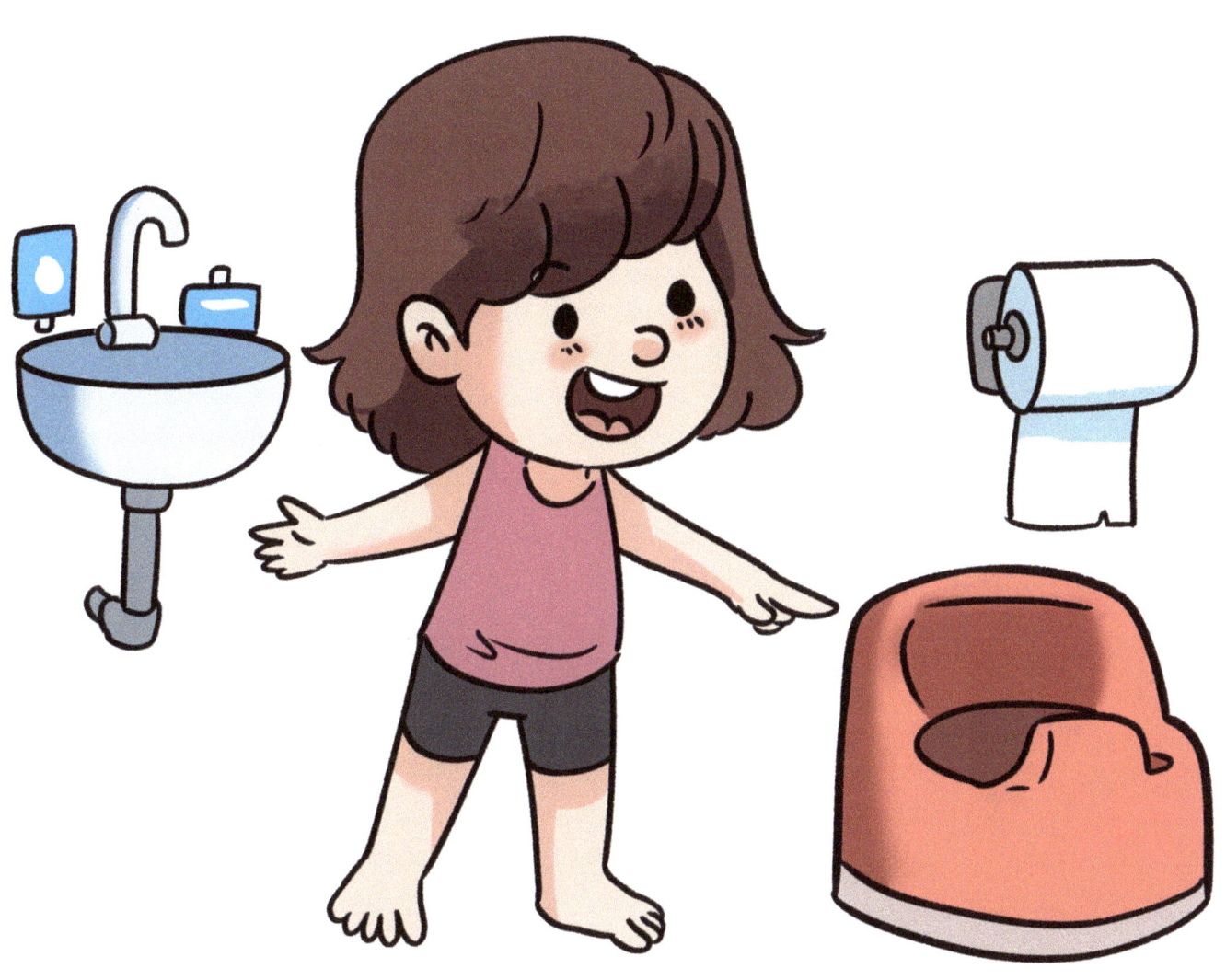

A veces, ocurren "oops" y eso está bien.

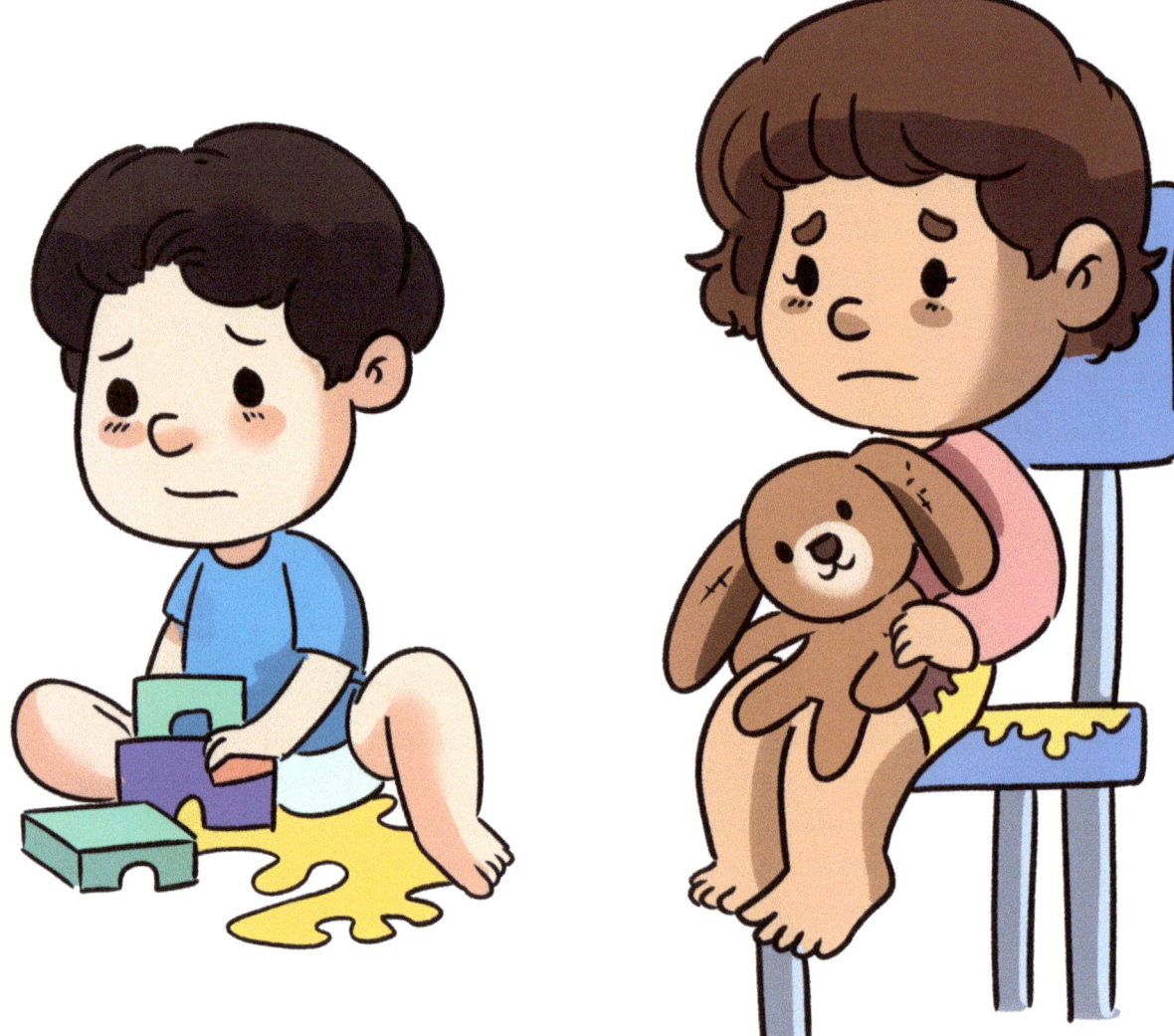

Mejorarás cuanto más practiques usar tu orinal.

¡Todo es cuestión de práctica!
¡Solo sigue usando el orinal!

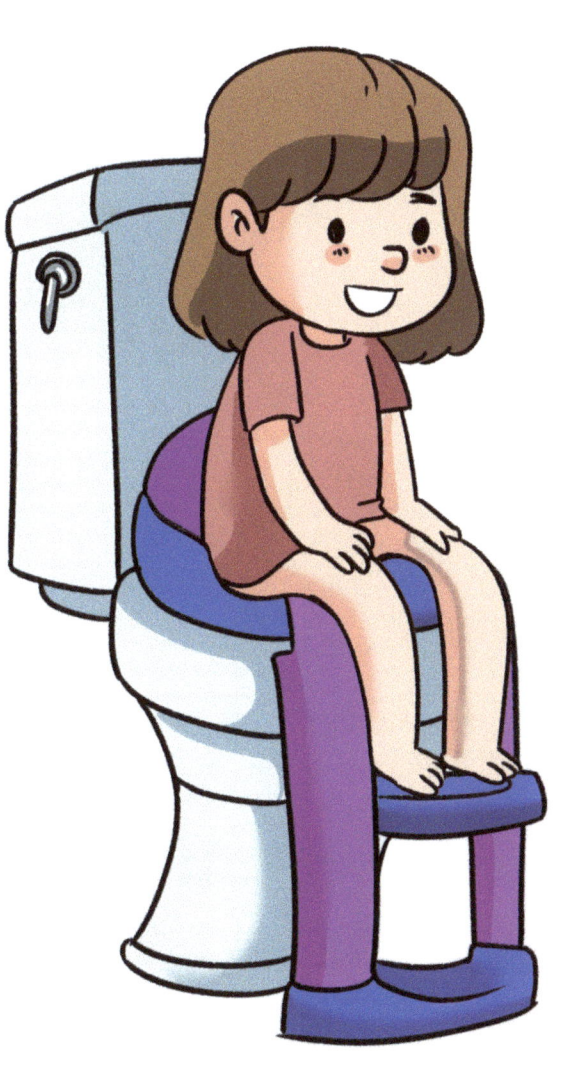

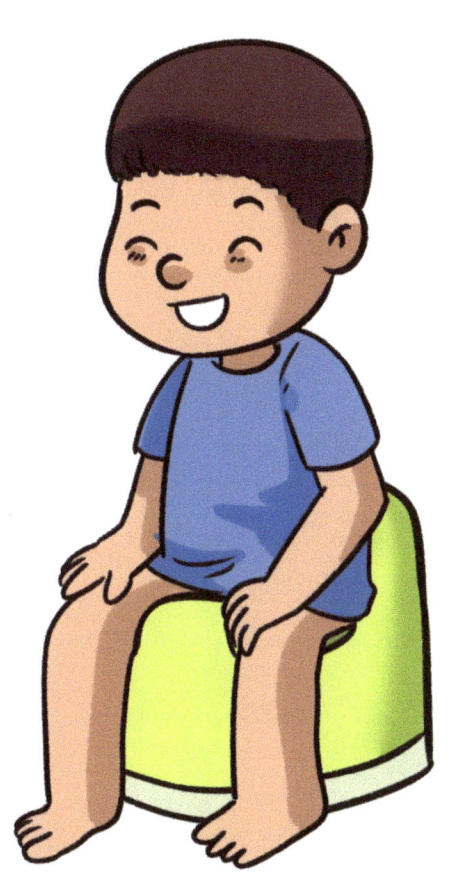

¡Tú puedes hacerlo!

Cada vez que uses el orinal, mejorarás más.

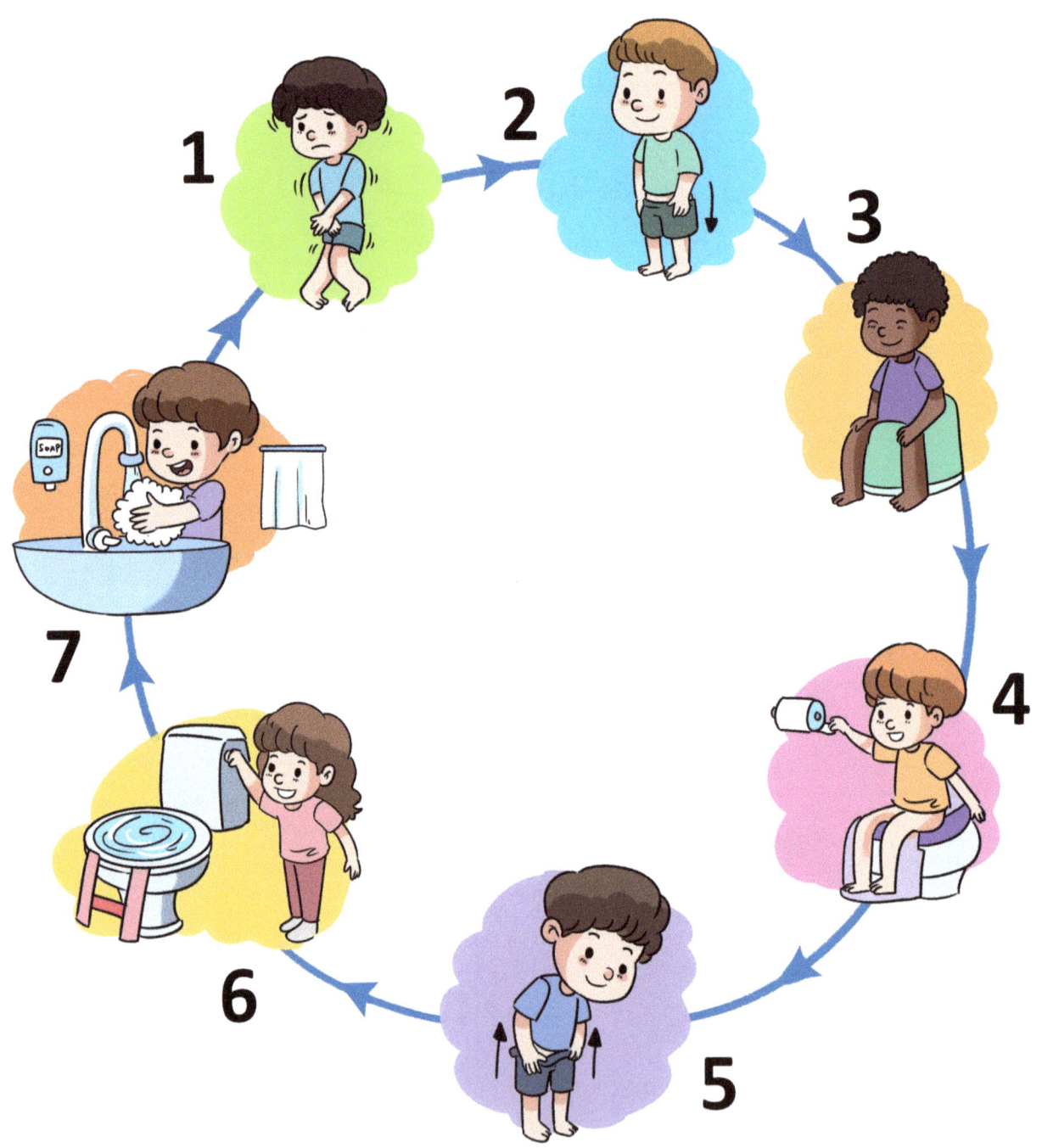

Una vez que dejes el pañal, podrás usar ropa interior de diferentes colores y estampados.

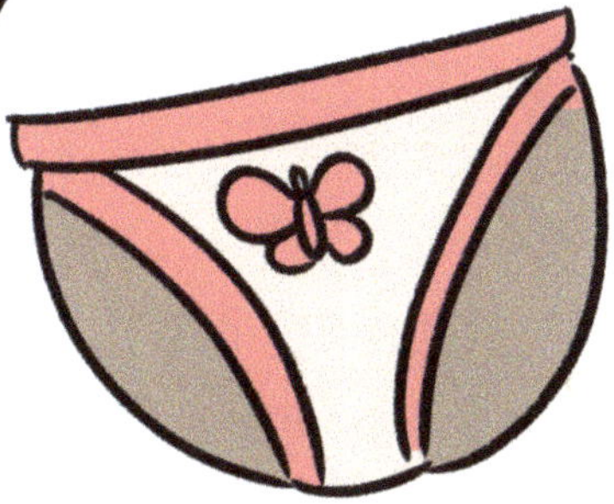

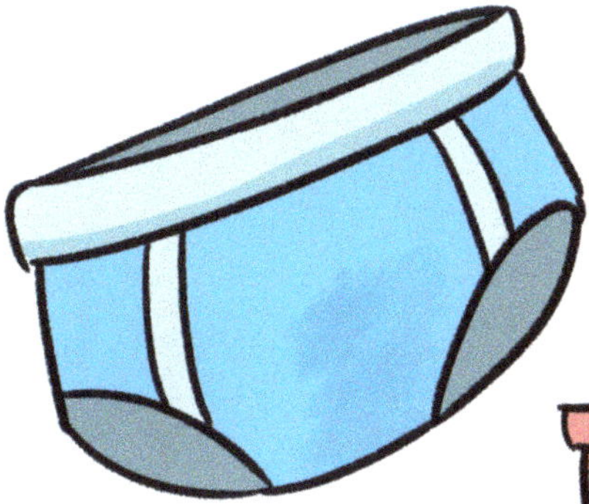

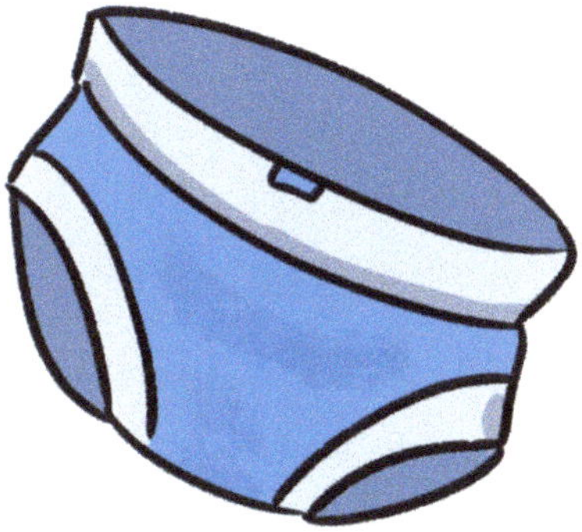

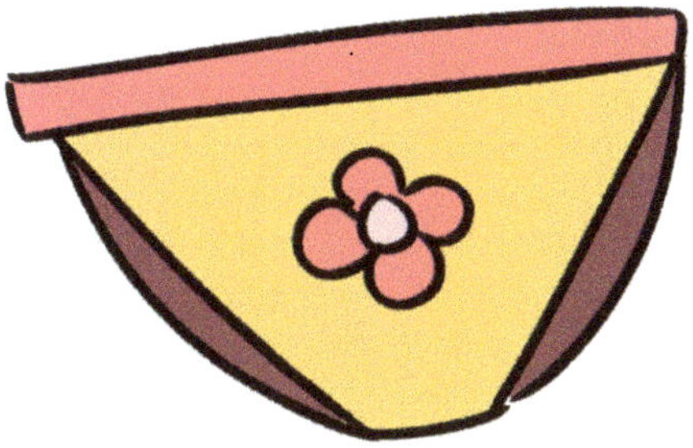

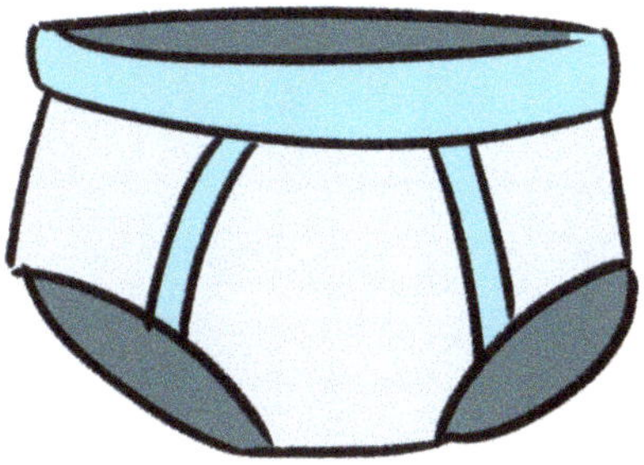

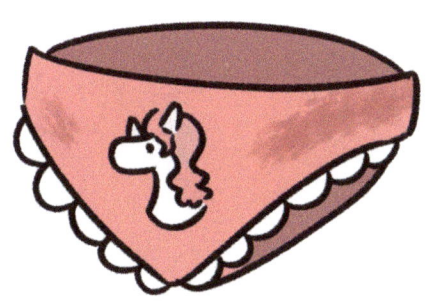

¿Qué color de ropa interior te gustaría? **Marca tu respuesta abajo:**

rojo   verde   amarillo

azul   rosa   naranja

púrpura   negro

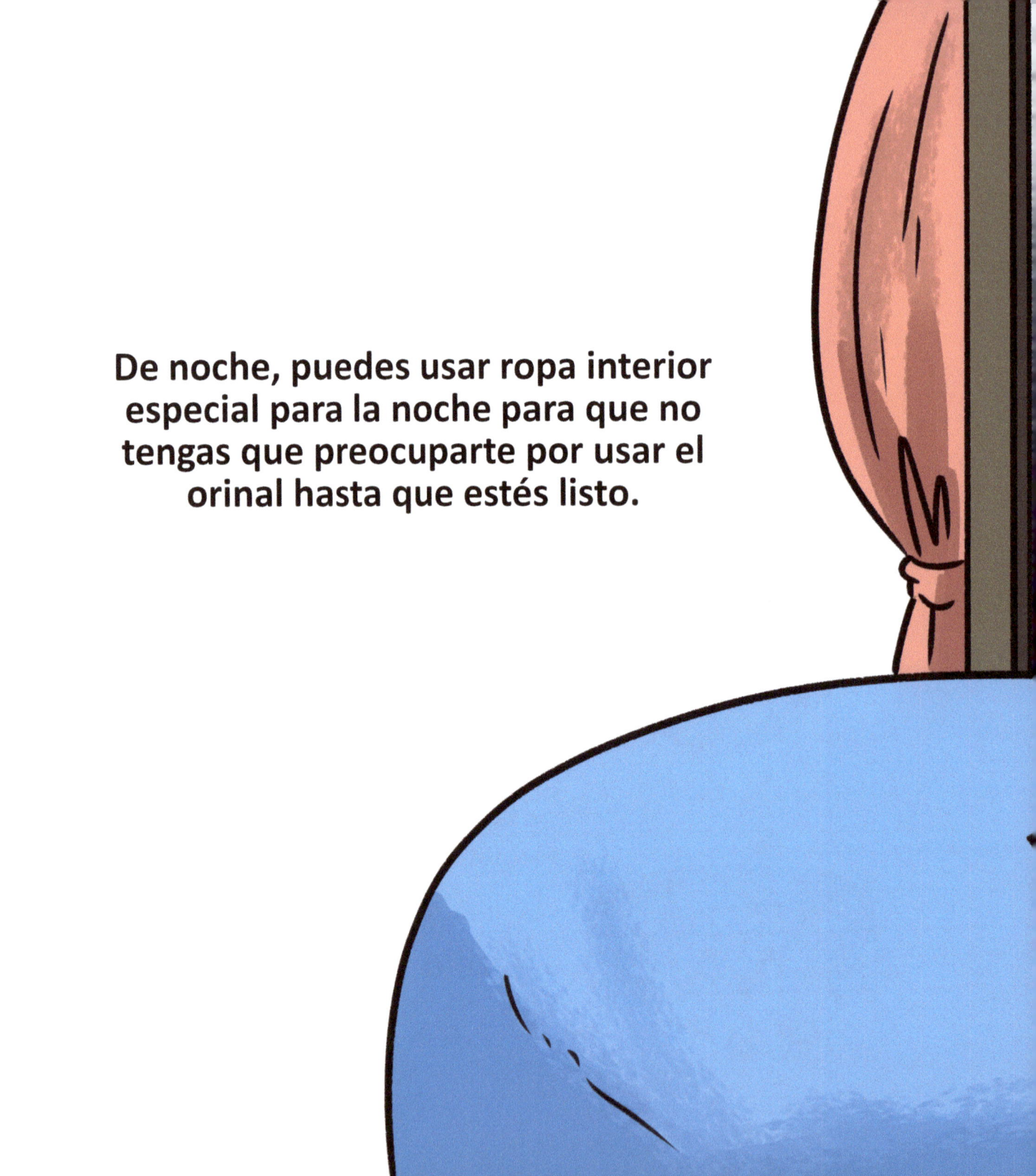

De noche, puedes usar ropa interior especial para la noche para que no tengas que preocuparte por usar el orinal hasta que estés listo.

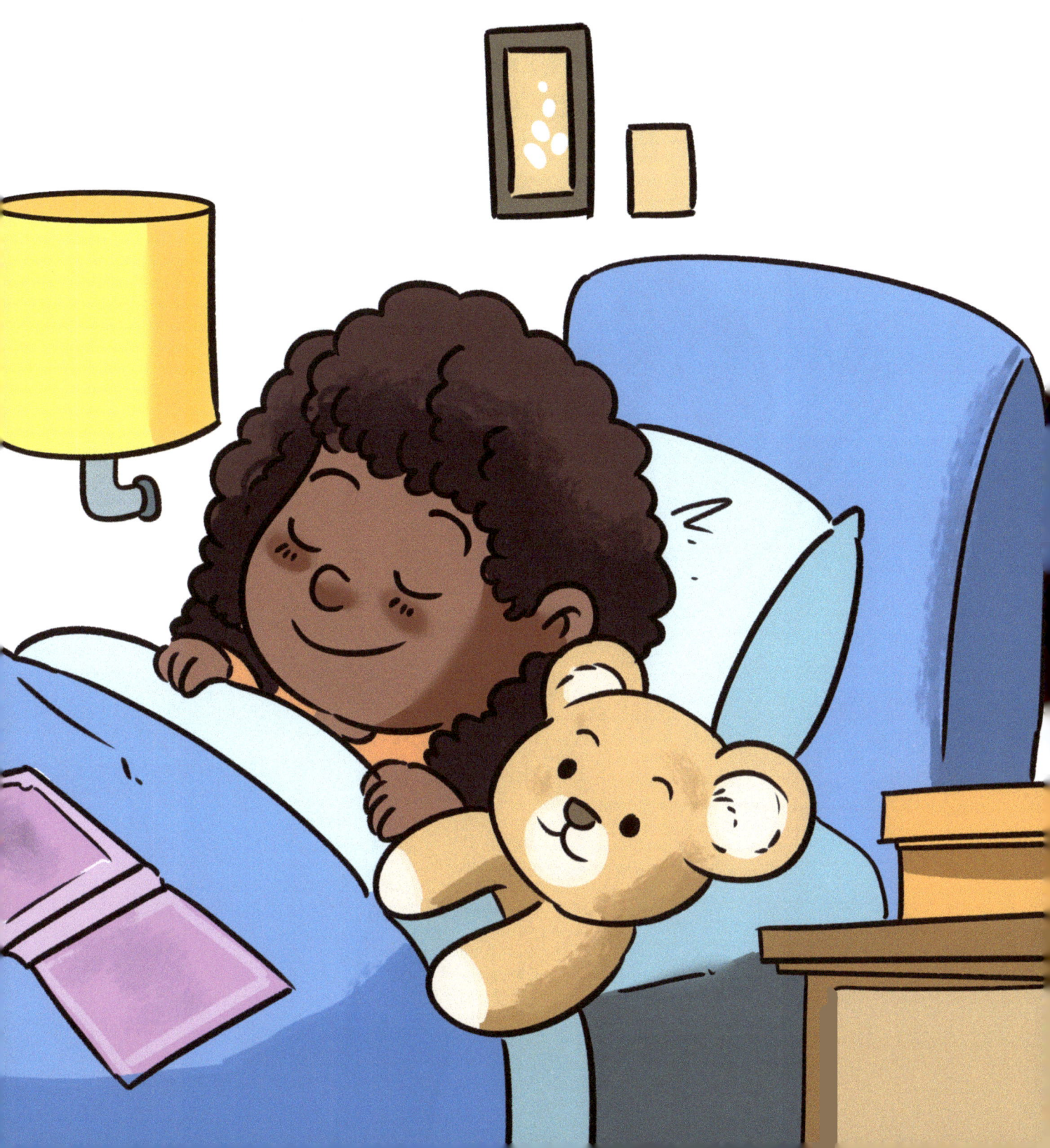

**Ahora que has dejado el pañal y estás usando ropa interior de niño grande,
¡apostamos a que puedes moverte y correr más rápido!**

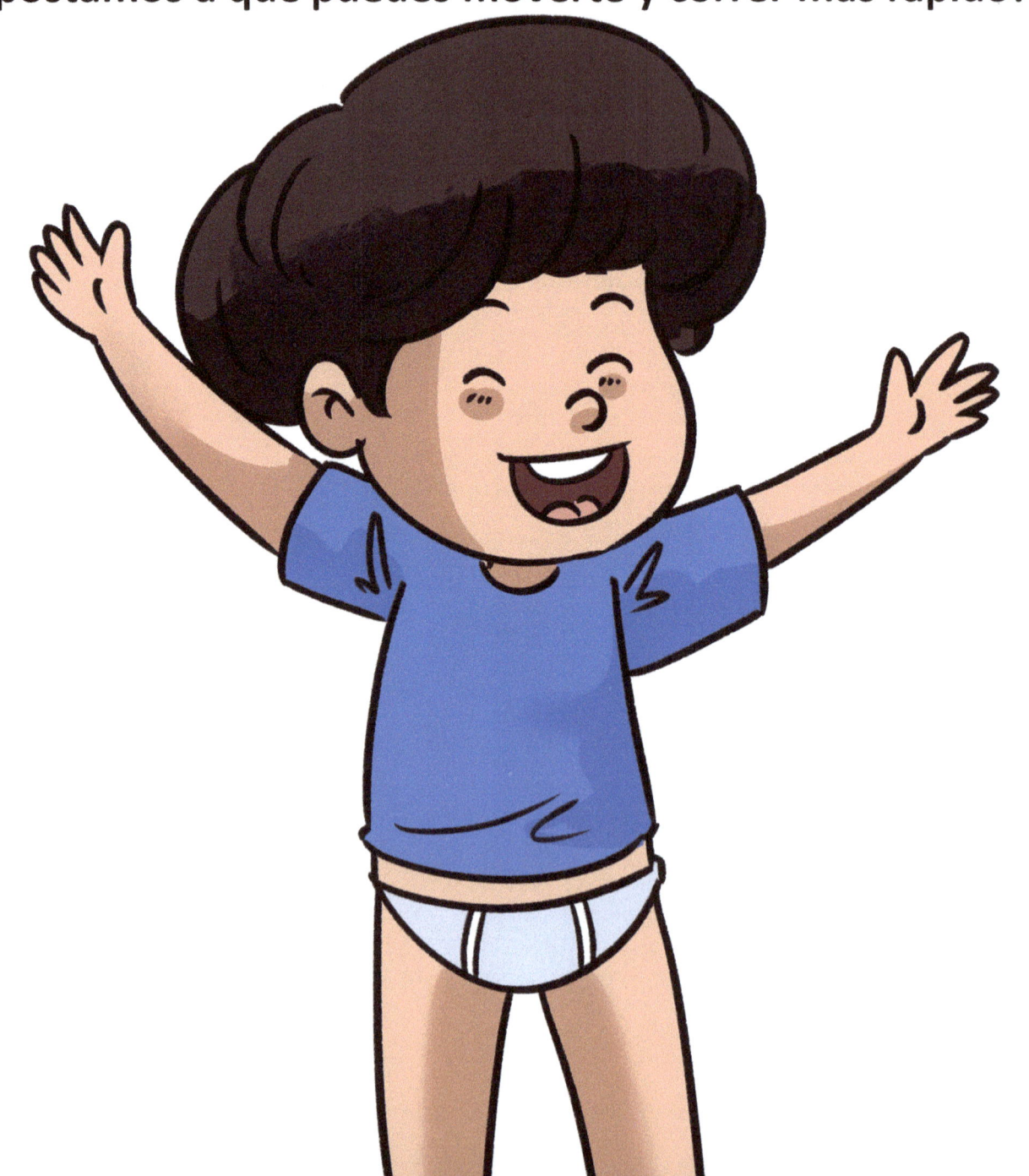

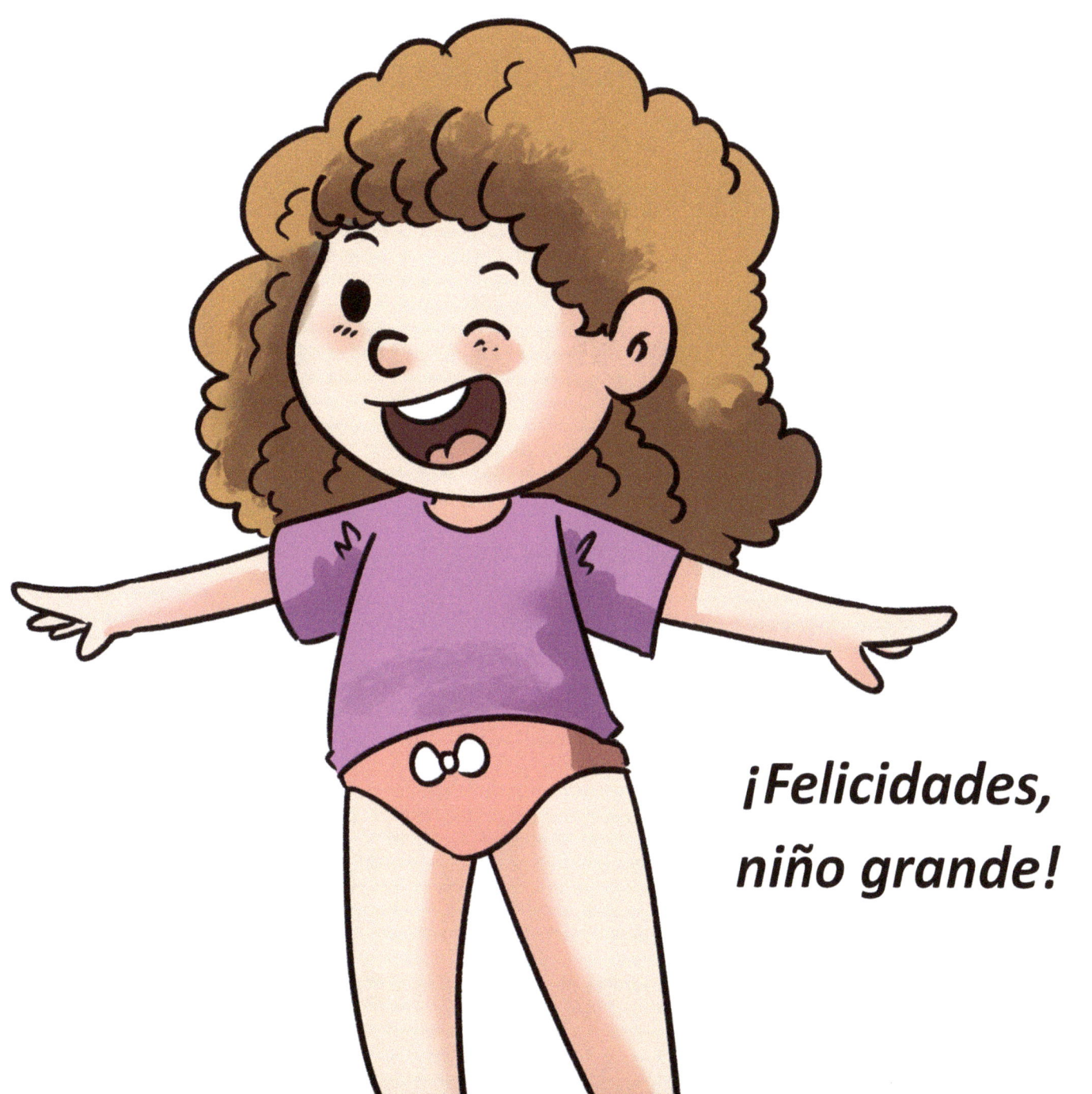

¿Cómo te gustaría celebrar?

¡Felicidades, niño grande!

¿Este libro ilustrado ayudó de alguna manera a tu hijo?
Si es así. ¡Cuéntame sobre su experiencia!

www.amazon.com/gp/product-review/B0FBLLF47X

Para otros títulos de libros, puedes visitar:

www.fzwbooks.com

Conectar con el Autor

Correo electrónico: books@fzwbooks.com

facebook/instagram: @FZWbooks

¡Disponible Ahora!

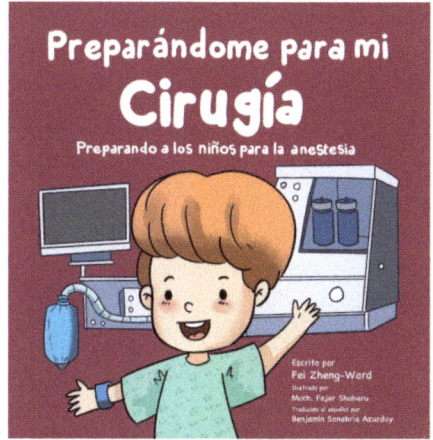
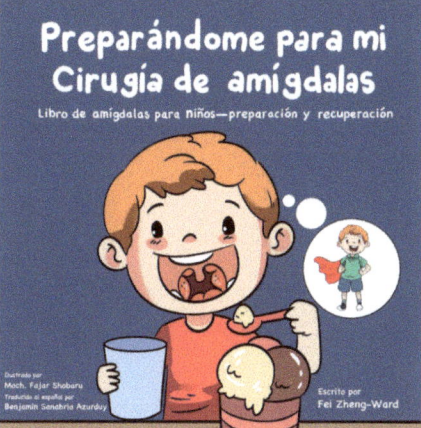
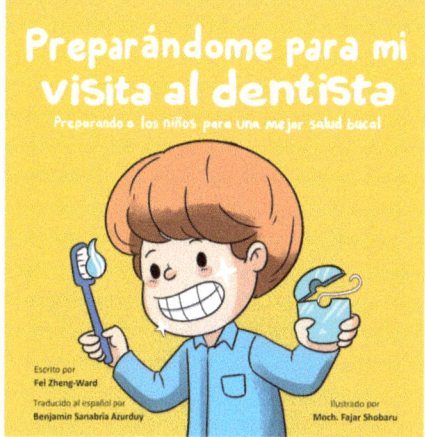
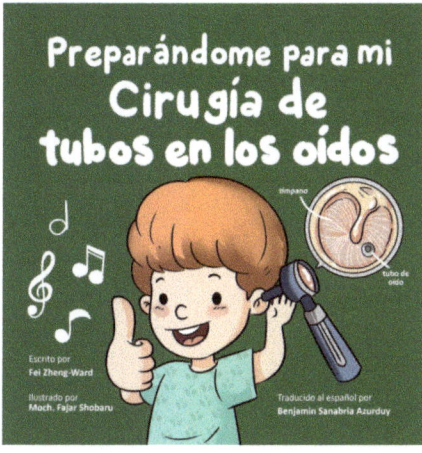
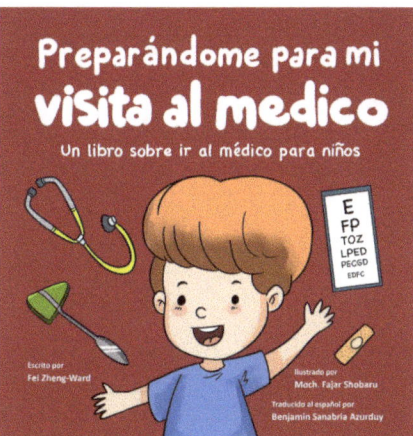
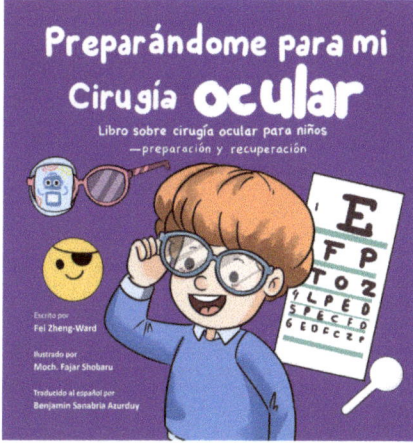
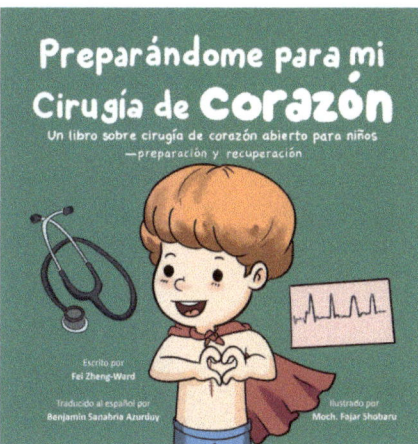
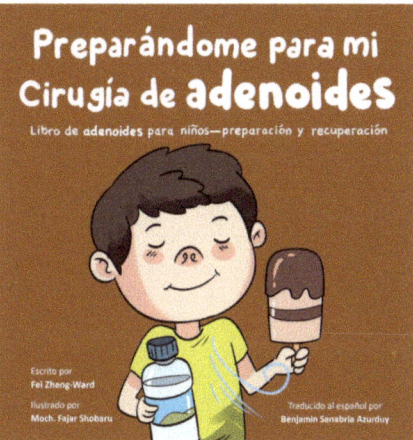
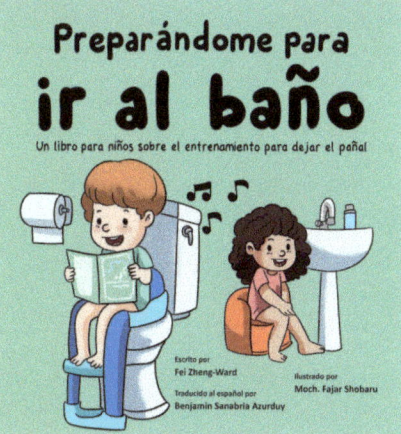

www.ingramcontent.com/pod-product-compliance
Lightning Source LLC
Chambersburg PA
CBHW040002040426
42337CB00032B/5194